Maisonabe

T¹¹¹
22.

ORTHOPÉDIE.

CLINIQUE

SUR LES

DIFFORMITÉS

DANS L'ESPÈCE HUMAINE ;

Par C. A. MAISONABE,

Professeur agrégé à la Faculté de Médecine, Fondateur de l'établissement orthopédique de la rue de Chevreuse, à Paris ; ancien Professeur du cours pratique d'accouchement, maladies des femmes, éducation physique des enfants à Montpellier, etc. ;

ACCOMPAGNÉE DE

MÉMOIRES ET DISSERTATIONS

SUR LE MÊME SUJET ;

PAR PLUSIEURS MÉDECINS FRANÇAIS ET ÉTRANGERS.

---

2 forts vol. in-8. avec 30 planches.

Prix : 14 francs.

PARIS,

LIBRAIRIE DES SCIENCES MÉDICALES

DE JUST ROUVIER ET E. LE BOUVIER,

RUE DE L'ÉCOLE DE MÉDECINE, Nᵒ 8.

1834.

PROSPECTUS.

Si les observations faites au lit des malades ; si les mémoires, les dissertations et la polémique engagée entre divers auteurs sur une partie quelconque de la médecine, sont des moyens propres à faire faire des progrès à la science; s'ils doivent sur-tout en constater l'état, l'ouvrage que nous publions aujourd'hui nous paraît des plus utiles sous ces deux rapports.

Tout ce que l'art de guérir possède de notabilités en France comme à l'étranger, connaît les succès obtenus par M. Maisonabe, soit dans la pratique à son ancien établissement de Paris, soit dans l'enseignement dont il s'est occupé le premier à l'amphithéâtre de l'hospice de perfectionnement de la faculté, ou à l'athénée, soit enfin dans le journal qu'il a publié en 1824. On ne pourra donc que nous savoir gré d'avoir colligé les travaux littéraires de ce médecin sur l'orthopédie, en y joignant ceux de plusieurs médecins de France et de l'étranger qui ont traité le même sujet.

Les occupations et la santé de M. Maisonabe ne lui ayant pas permis en 1827 de diriger seul son établissement, il en confia le soin à MM. les docteurs Dupau et Bellanger, qui, par suite de la révolution de 1830, cessèrent eux-mêmes de le diriger et discontinuèrent la publication du journal de M. Maisonabe, qui avait pour objet deux parties bien distinctes : *l'étude et le traitement des difformités* ; *la mécanique et les divers instruments employés en général par la chirurgie.*

Par suite de ces événements, M. Maisonabe a reçu depuis, dans sa maison de campagne touchant à Paris, plusieurs individus affectés de diverses difformités : il y a admis de préférence les cas sur lesquels il désire multiplier ses observations avant de publier un nouvel ouvrage où il exposera grand nombre de faits, d'opinions et de systèmes dont il a recueilli l'histoire dans sa correspondance avec les médecins les plus distingués de l'Europe.

L'époque de cette publication étant encore éloignée, il nous a paru que nous ne pouvions mieux faire dans l'intérêt de l'art que de publier actuellement ces deux volumes. Pour donner une idée de leur importance, nous pensons qu'il suffit de mettre immédiatement sous les yeux de nos lecteurs la Table analytique des matières qu'ils contiennent.

TABLE DES MATIÈRES.

TOME PREMIER.

Sur les difformités dans l'espèce humaine en général, par M. Maisonabe.   11

Des difformités de la colonne vertébrale en particulier, par le même.   24

Des moyens mécaniques employés, particulièrement en France, dans la vue d'opérer le redressement de la colonne vertébrale déviée, par le même.   53

Procédé de M. Humbert à Morlaix.   68

Procédé de M. Colin et Dagnères.   73

Procédé de M. Lafond.   *id.*

Lit de Wurtzburg.   75

Lit de M. Lafond.   77

Lit de M. Maisonabe.   80

Conclusions sous forme aphoristique sur le traitement des déviations de la colonne vertébrale, par M. Maisonabe.   92

Explications des figures de la planche I.   98

Analyse avec des notes, par M. Maisonabe, de l'article *perfectionnements orthopédiques* dans l'ouvrage intitulé *Histoire des progrès récents de la chirurgie*, par M. Richerand.   99

Explication de la planche II.   111

Exemple de conformations vicieuses aux articulations de la hanche, du genou et du pied avec la

jambe par la seule cause de faiblesse dans les liga-
ments, présenté à l'académie de médecine ; et
considérations générales sur les vices de conformation ne dépendant que de cette cause ; par
M. Maisonabe. 112

Relation sommaire de soixante-huit cas de maladie
ou de simple déformation de la colonne vertébrale ;
par le même. 128

Réfutation d'opinions contre l'extension horizontale
de la colonne vertébrale, dans les cas de sa déviation ; par le même. .... 143 et 147

Description, avec des notes de M. Maisonabe, des
déformations qu'a présentées à la dissection la
colonne vertébrale d'un sujet qui avait servi aux
leçons d'anatomie, à l'amphithéâtre de la Faculté,
par M. le professeur Cruveilhier. 167

Observation sur une déviation de la colonne vertébrale recueillie dans le service de M. Serres, médecin en chef de l'hôpital de la Pitié ; état des organes examinés après la mort par M. Martin. 176

Suite de la relation sommaire des soixante-huit cas de
maladie ou de simple déformation de la colonne
vertébrale, par M. Maisonabe. 185

Lettre adressée à M. Maisonabe, par M. le docteur
David, médecin à Meulan, au sujet du traitement
que ce dernier oppose à la déviation de la taille
de sa fille. 203

Lettre adressée au même par M. le docteur Joffrion,
médecin à Fontenai, au sujet du redressement de
la colonne vertébrale, par lui obtenu à la faveur
de l'extension opérée d'après la méthode de
M. Maisonabe. 217

Nouvelles remarques sur les déviations de la colonne
vertébrale, et sur la partie mécanique du traite-

ment qui doit leur être opposé, par M. Maiso-
nabe.   224

Si les vices de conformation accidentelles peuvent se
reproduire par la génération ; article en réponse à
M. le docteur Gauthier de Claubry, par M. Maisonabe.   23o

Ouverture insolite du diaphragme par laquelle des
intestins sont passés dans la poitrine ; observation
recueillie à l'hôpital de la Pitié, par M. Martin,
dans le service de M. Baron.   336

Explication de la planche III, et non Iʳᵉ, ainsi indi-
quée par erreur en tête de cette observation sous
son titre. Voyez sous ce titre *Disposition de l'appareil digestif.*   238

Rapport à l'académie des sciences sur les grossesses
extra-utérines, suivi de considérations générales
sur l'organe sexuel, par M. Geoffroy St.-Hilaire,
membre de l'Institut.   24r

Explication de la planche IV qui accompagne ce
rapport.   258

Du pied-bot et des divers moyens employés pour corriger cette difformité, par M. Maisonabe.   25g

Errata dans cet article, p. 3a3, lig. 8, au lieu de
la Jaccard, lisez *lui* Jaccard. Depuis la publication
de ce mémoire, il a été présenté à l'Institut un
jeune homme de 14 ans, réputé incurable, dont
l'auteur a redressé deux pieds-bots au moyen d'une
machine de son invention qu'il se propose de faire
connaître prochainement.   3a3

Explication de la planche V.   3a4

Suite de la relation sommaire des soixante-huit cas
de maladie ou de simple déviation de la colonne
vertébrale, par M. Maisonabe.   326

Lettre et observation sur un accident grave survenu

à la suite de l'extension de la colonne vertébrale opérée par la seule puissance d'agents mécaniques, dont l'action ne peut être réglée d'après la connaissance de la somme des résistances, par M. le docteur Huet.   343

Compte rendu des effets de l'extension de la colonne vertébrale, par M. le docteur David.   347

Observations sur deux cas de déviations du rachis, par M. le docteur Bigarré.   351

Corollaires déduits d'environ trois cents observations sur les maladies de l'épine, dont plusieurs éclairées par la dissection, par M. Maisonabe.   355

Considérations anatomiques et physiologiques sur plusieurs vices d'organisation observés sur un fœtus, par M. le docteur Dupau.   363

Réflexions sur les causes qui déterminent la courbure de la colonne vertébrale, par M. Pelletan, professeur à la Faculté de médecine de Paris.   372

Exposé de plusieurs cas de déviation de la colonne vertébrale, traités d'après la méthode de M. Maisonabe, par M. Bretonneau, médecin de l'hôpital de Tours.   388

Réflexions sur cet exposé, par M. le docteur Dupau.   391

Rapport sur une opération de rhinoplastie (nez artificiel), exécutée par M. Lisfranc, chirurgien en chef de l'hospice de la Pitié, par M. Geoffroy St-Hilaire, membre de l'Institut.   393

Résultat de cette opération, voir planche VIII.

Considérations sur la staphyloraphie, ou réunion par suture du voile du palais, par M. Roux, professeur à la faculté de médecine de Paris.   403

Analyse par M. le docteur Bellanger du discours sur les causes et le traitement des difformités du rachis,

par M. Dugès, professeur à la faculté de médecine de Montpellier. 409

Observation, avec des notes de M. Maisonabe, sur une difformité de l'articulation coxo-fémorale, avec claudication, par M. J.-G. Martin. . . . 426

Explication de la planche VII. 432

Note sur les difformités du rachis et du pied-bot à l'occasion d'un enfant affecté de deux pieds-bots, présenté à l'Institut, et d'une lettre écrite par M. Delpech à ce corps savant au sujet de cette présentation, par M. Maisonabe. 433

Observation d'une fracture de la troisième vertèbre cervicale causée par la contraction musculaire, par M. Réveillon, chirurgien de l'hôpital militaire de Maubeuge. 439

Explication de la planche VI qui accompagne cette observation. 442

Opérations ingénieuses ayant pour but de corriger plusieurs difformités de la face, par M. Roux, professeur à la faculté de médecine. 443

Observation d'une luxation de la colonne vertébrale compliquée de fracture et suivie de guérison, par MM. J. Cloquet et Pailleux, avec planche n° IX. 453

Sur la consolidation des fractures du col du fémur, comme cause de difformité, par M. Roux, professeur à la faculté de médecine. 458

Rapport sur un nouveau traitement pour guérir du bégaiement. 461

De l'achyloplastie, ou restauration de la lèvre inférieure, par M. Delpech, professeur à la faculté de médecine de Montpellier. 467

Réflexion sur l'ablation d'une partie de l'os maxillaire inférieur, par M. Gensoul, chirurgien à Lyon. . 48

Observations sur les déviations du rachis et leur traitement d'après la méthode du docteur Maisonabe, par M. Ouvrard, médecin à Angers.   485

Suite et fin de l'article achyloplastie.   501

Suite et fin des observations sur les déviations du rachis, par M. Ouvrard, médecin à Angers.   517

Sur les déviations de la colonne vertébrale, et sur la manière dont elles peuvent se développer, par M. J. G. Martin de St Ange, médecin à Paris.   536

Explication de la planche XI.   545

Mémoire sur les vices de conformation du rein, par le même.   547

Explication de la planche X.   576

Suite et fin de la note sur les difformités du rachis et sur le pied bot, par M. Maisonabe.   577

TOME SECOND.

Nouvelles observations sur les difformités, par M. Bellanger.   1

Observation d'une difformité congéniale de la jambe droite, par M. le professeur Dupuytren.   13

Considérations sur les bains de mer, pour prévenir les difformités ou pour consolider la guérison obtenue par des moyens mécaniques, par M. Mourgué, médecin.   18

Note sur une anomalie de la vision, par M. Limousin-Lamothe, médecin.   27

Sur plusieurs espèces de bégaiement et sur les moyens d'y remédier, par M. Deleau, médecin.   29

Réflexions sur une fille à deux têtes et sur la théorie des monstruosités, par M. Geoffroy St.-Hilaire,

membre de l'institut, avec planche. 34 et 121

Observations sur trois espèces de pied-bots, par
M. Dupau, professeur agrégé, avec planche. 39

Nouvelle méthode pour guérir le bégaiement, par
M. Serre médecin à Allais. 49

Expériences chirurgicales, sur la restauration de
parties mutilées du corps humain, par le docteur
Dieffenbach. 68

Observations sur les difformités héréditaires, par le
docteur Béchet, avec planche. 84

Observation sur une difformité de la poitrine, causée par un tétanos, guéri par M. Guines, médecin,
avec des réflexions sur ce cas, par M. Dupau. 94

Mémoire sur la restauration de diverses parties du
visage, lu à l'Institut, par M. le professeur Roux. 97

Observation sur une difformité, causée par une
tumeur squirrheuse congéniale des glandes maxil-
laires par M. Duplan le fils, médecin. 112

Observation anatomique sur une maladie congéniale
de l'intestin rectum s'ouvrant dans la portion
membraneuse de l'urètre, par M.M. Moncla et
Clément. 116

Notice sur les deux frères siamois, attachés ventre à
ventre, avec planche, par M. Julia de Fontenelle. 121

Réflexions sur les effets secondaires qui déterminent
les difformités de la colonne vertébrale, et des
membres, par M. Bellanger. 137

Sur l'état de la science relativement aux difformités
en 1834, par M. Maisonabe. 145

Partie mécanique et instruments de chirurgie.

Considérations générales sur la mécanique et les instruments de chirurgie, par Maisonabe. 1

Rapport à l'académie de médecine sur les lits à mécanique, de MM. Maisonabe et Lafond, par le rapporteur d'une commission , M. Thillaye. 9

Description du lit de M. Maisonabe, avec l'indication de la manière de l'employer , avec planche. 31

Lit à plan incliné, employé en Angleterre , avec planche. 49

Instrument de M. Leroi d'Étioles, pour opérer le broiement de la pierre , avec planches, No 3 , 4 , 5 , 6 , 7. 53

Collier , agraffe et ceinture, employés par M. Maisonabe , avec planches. 63 et 97

Lit à mécanique, pour l'extension de la colonne vertébrale , par MM. Martin et Devoir. 67

Choix et demande par la Faculté de médecine de Paris, du lit mécanique de M. Maisonabe. 70

Suite de la description des instruments de M. Leroi d'Étioles , avec planche. 73

Brise-pierre de M. Amussat, avec planche, suivi du rapport , par M. Cuvier. 76

Description des instruments employés par M. Civiale, pour le broiement de la pierre. 83

Nouvelle description du lit modèle , livré à la Faculté de médecine , de Paris, suivie d'explication relative à son emploi, par M. Maisonabe. 89

Explication de la planche IX représentant une machine , employée pour le redressement du pied-bot. 99 et 110

Rapport à l'académie royale des sciences, sur les instruments de M. Civiale, avec plusieurs observations sur le résultat de leur emploi, par M.M. Chaussier et Percy.   114

Changement à quelques parties du lit à mécanique de M. Maisonabe.   128

Remarques sur l'action des lits à mécanique, pour l'extension de la colonne vertébrale, par M. Dupau.   129

Sur un manequin pour les accouchements, par M. Ozane.   133

Tafetas épispastique.   140

Mamelons artificiels.   141

Nouveaux instruments pour explorer la vessie, et le canal de l'urètre, par M. Amussat.   142

Machine de Jaccard, pour le pied-bot, avec planche.   145

Machine de Scarpa, id., avec planche.   147

Sur un nouveau moyen de lier les artères, par M. Cossé.   491

Nouveau procédé pour perforer la membrane du tympan dans la surdité, par M. Fabrizzi.   159

Notice sur la lithotritie, lue à l'académie des sciences, par M. Cléver.   166

Sur les opérations pratiquées à l'utérus; extrait d'un rapport, par M. Roux.   181

Amputation du col de de la matrice, par M. Colombat, avec planche.   187

Appendix de la partie mécanique et instruments de chirurgie.

Observations sur les cornets acoustiques, par M. Itard.   1

Note sur un nouvel appareil, pour respirer le chlore gazeux, par M. Cottereau, médecin.   13

Pompe laryngienne de Mme Rondet, avec planche.   14

Nouveaux moyens pour appliquer le calorique, par
M. Mayor, médecin.   16

Sondes-bougies de M. Liégard.   19

Irrigateur de la vessie, de M. Heurteloup.   20

Sur le forceps perce-crâne, par M. Baudelocque, avec
planche.   22

Sur les machines gymnastiques employées contre les
difformités, par M. Dupau.   25 et 41

Sur le siphon composé, employé pour la taille sus-
pubienne, par le docteur Souberbielle, avec
planche.   33

Tafetas épispastique, par M. Moncla.   35

Description d'une canule urétro-hypogastrique, par
M. Heurteloup.   39

Torsion des artères au lieu de ligature, par M. Amussat, avec planches.   47

Kistitome nouveau employé dans l'extraction de la
cataracte, par M. Bançal, avec planche.   54

TRAITÉ COMPLET
DE L'ART DU DENTISTE,

D'APRÈS

L'ÉTAT ACTUEL DE NOS CONNAISSANCES.

Par F. MAURY,

DENTISTE DE L'ÉCOLE ROYALE POLYTECHNIQUE.

Nouvelle Édition.

2 vol. in-8° dont un de 40 planches. Prix : 16 fr.

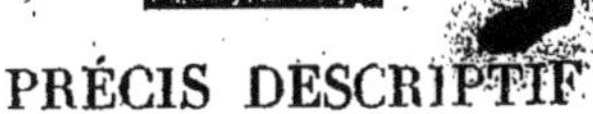

PRÉCIS DESCRIPTIF

LES

INSTRUMENTS DE CHIRURGIE

ANCIENS ET MODERNES ;

Contenant la description de chaque instrument, le nom de ceux qui y ont apporté des modifications, ceux préférés aujourd'hui par nos meilleurs praticiens, et l'indication des qualités que l'on doit rechercher dans chaque instrument.

PAR HENRY,

Coutelier de la Chambre des Pairs, fabricant d'instruments de chirurgie.

1 vol. in-8° avec 18 planches : 6 fr.

MÉMOIRE

SUR L'HYPONARTHÉCIE

OU SUR LE

TRAITEMENT DES FRACTURES PAR LA PLANCHETTE,

Avec une nouvelle manière de la suspendre et d'y assujettir les membres, et la description d'un appareil particulier.

PAR MATTHIAS MAYOR, D. M.,

1 vol. in-8° avec planches : 2 fr. 50 cent.

L'ART D'ÉLEVER LES ENFANTS.

CONSIDÉRATIONS
SUR L'ÉDUCATION PHYSIQUE ET MORALE.
PAR M. FROISSENT.
1 vol. in-8°. Prix : 5 fr.

TRAITÉ COMPLET
D'ANATOMIE
DESCRIPTIVE ET RAISONNÉE ;
Par P. P. BROC,
Docteur en médecine de la faculté de Paris, Professeur d'anatomie et de physiologie.

4 vol. in-8 d'environ 800 pages chacun, avec pl.

Le 1er volume renferme l'examen de l'homme considéré en grand, sous le rapport des appareils et des fonctions.

Le 2e volume sera consacré à l'exposition en grand des organes, ainsi qu'aux considérations générales relatives aux divers tissus.

Les 3e et 4e volumes comprendront la description détaillée des organes et les actes qui résultent de leur exercice.

Le 1er volume est en vente; il est accompagné d'un atlas de 12 planches in-4° avec explication. Prix :   16 fr.

Le tome 2, *sous presse*, paraîtra vers la fin de juin. Prix :   9 fr.

RÉPERTOIRE ANNUEL
DE CLINIQUE
MÉDICO-CHIRURGICALE,
OU
Résumé de tout ce que les journaux de médecine, français et étrangers, renferment d'intéressant
SOUS LE RAPPORT PRATIQUE,
RÉDIGÉ PAR
CARRON DU VILLARDS,
Docteur en médecine et en chirurgie, membre de plusieurs Sociétés savantes, nationales et étrangères.

1 *fort vol.* in-8. Prix : 8 *fr.*

On publie un volume tous les ans vers le mois de mars; il contient les faits pratiques observés dans le cours de l'année précédente.

La première année a été publiée en 18..
La deuxième paraîtra vers la fin de jui..

Imprimerie d'Hyppolite Tilliard, rue de la Harpe, n° 88.